AF359224

# ESSAI

SUR QUELQUES RAPPROCHEMENTS A FAIRE

## ENTRE LE DIABÈTE SUCRÉ

ET LA

## PHTHISIE TUBERCULEUSE,

PAR EUG. BONAMY, D.-M.

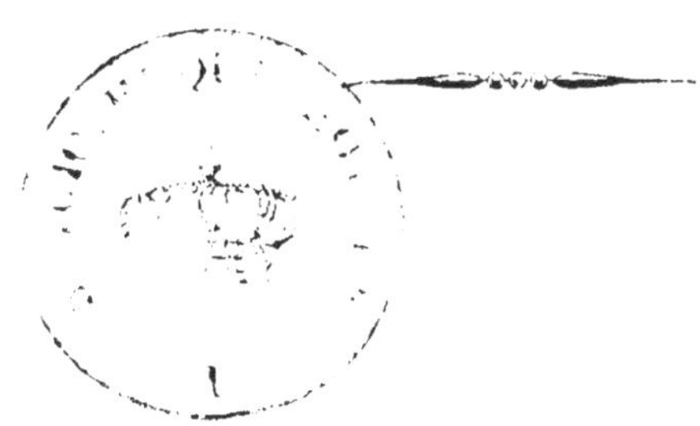

NANTES,
IMPRIMERIE DE CAMILLE MELLINET.

1840.

# ESSAI

SUR QUELQUES RAPPROCHEMENTS A FAIRE

## ENTRE LE DIABÈTE SUCRÉ

ET LA

## PHTHISIE TUBERCULEUSE,

PAR EUG. BONAMY, D.-M.

Une observation de diabète, recueillie à l'Hôtel-
Dieu de Nantes, m'a fourni l'idée et la principale base
de ce travail. Bien que ce cas ne contienne pas de faits
bien nouveaux, la rareté de la maladie à laquelle il a
trait, l'incertitude qui règne encore sur certains points
de son histoire, seraient, indépendamment de quelques
vues théoriques qu'il me semble faire naître, un motif
suffisant pour en consigner ici les détails.

*Observation.*

Loilière Renée, femme de 36 ans, réglée à 16, toujours irrégulièrement et peu abondamment, mariée à 25
ans et n'ayant jamais eu d'enfants, était d'un tempéra-
ment nerveux-sanguin, avait autrefois assez d'embon-
point, le visage coloré, et s'était toujours bien portée
jusqu'au commencement de l'année 1836.

Voici quelles circonstances précédèrent l'invasion de
la maladie que je vais décrire :

En 1833, elle vint à Nantes et perdit, à cette époque le peu d'aisance dont elle avait joui jusqu'alors. Par
suite de ce changement de condition, elle fut dans la
nécessité de s'astreindre à un régime végétal et insuffisant; resta souvent une demi-journée sans prendre
d'aliments. Néanmoins, sa santé se conserva bonne jusqu'au commencement de l'année 1836; mais, alors elle
fut prise d'un sentiment de faiblesse, s'accompagnant
parfois de tiraillements dans la région épigastrique et de
quelques autres phénomènes pouvant dénoter ou simu-
ler une irritation gastrique. En même temps survint une
soif, modérée encore, mais dirigée sur des boissons autrefois dédaignées par elle, telles que le vin, le cidre,
la bière.

Trois mois après, la soif devint excessive, et les
urines abondantes. Leur quantité, quoiqu'elle bût beaucoup, était bien supérieure à celle des boissons ingé-
rées. 5 à 6 litres de liquide, de cidre surtout, étaient
avalés dans les 24 heures, et les urines s'élevaient à
dix litres. Elles étaient limpides, offraient encore une
odeur urineuse et étaient excrétées très-fréquemment,
surtout pendant la nuit. La malade ressentait des douleurs dans les régions lombaires.

L'appétit conservé, mais capricieux, se portait de
préférence sur les poires, les pommes et toutes sortes
de fruits crus. Son goût pour la bière, le cidre et toutes les
boissons fermentées, se prononça de plus en plus, et
elle continua à s'y abandonner, tout en reconnaissant
qu'elles avaient pour effet d'augmenter encore la sécrétion des urines.

Ces divers symptômes, auxquels il faut joindre une émaciation et un affaiblissement graduels, un sentiment de tristesse et d'inquiétude, ne présentèrent aucune interruption pendant toute l'année 1836.

Dans les derniers jours de décembre, M. Marion de Procé vit cette personne chez elle ; elle offrait les symptômes ci-dessus énumérés ; de plus, les urines avaient une saveur sucrée, au dire de la malade. Il lui fit prendre de l'extrait gommeux d'opium, à doses croissantes, depuis 1 jusqu'à 10 grains, en 24 heures. Ce médicament procura du sommeil et sembla diminuer la quantité des urines. La tisane de gentiane qui fut prescrite quelques jours après la première visite, sembla concourir à ce dernier effet ; soit que le dégoût engageât la malade à se priver de boissons, soit que la gentiane exerçât une action curative. Toujours est-il qu'elle urinait moins souvent (deux fois seulement dans une nuit).

Tel était l'état de cette excrétion, quand la malade, entrée à l'Hôtel-Dieu, service de M. Marion de Procé, s'offrit à notre examen, le 7 janvier 1837 ; elle était, du reste, dans l'état suivant :

Marasme général très-prononcé ; peau sèche et rugueuse ; face pâle, mais offrant des places rouges avec légère disquammation sur les sourcils, le nez, les pommettes ; air de décrépitude ; sentiment de faiblesse ; inquiétude sur son état ; douleurs générales, principalement aux lombes et dans les membres ; céphalalgie habituelle ; sommeil rare, pouls faible, peu développé, légèrement fréquent.

Sentiment de tiraillement à l'épigastre, s'étendant souvent sous le sternum, parfois pesanteur épigastrique après les repas ; langue rouge, sèche, fendillée, papilleuse ; grand appétit, soif, selles naturelles.

Quatre ou cinq litres de boissons étaient ingérés dans les 24 heures ; les urines, dont la quantité était de 6 à 7 litres, étaient alors blanches, un peu laiteuses, inodores, sucrées. L'affection semblant suffisamment caractérisée, on ne fit pas l'analyse des urines.

Pour terminer ce tableau, mentionnons l'état des règles qui étaient depuis quelques mois passablement régulières, mais très peu abondantes et constituées par une matière séro-sanguinolente.

*Prescription.*

*Demie; régime animal; demi-ration de vin rouge. —*
*Tisane de gentiane; potion avec eau 2 onces, sirop de*
*quinquina 1 once.*

Jusqu'au 12 janvier, même traitement; on augmenta seulement la quantité de vin. 2 à 4 litres de tisane de gentiane étaient pris dans les 24 heures. La quantité des urines était à peu près le double des boissons. — Pendant ces huit premiers jours, l'état général s'améliora un peu; les douleurs diminuèrent; la faiblesse était toujours aussi grande.

Du 12 janvier au 12 février, on ajouta à la prescription précédente l'extrait gommeux d'opium, qu'on éleva progressivement d'un à onze grains en 24 heures. Point de narcotisme; sommeil parfois, mais pas toutes les nuits. — Dans cette période, l'appétit fut variable, quelquefois nul, quelquefois considérable. La prescription alimentaire varia entre le quart et demi et les trois quarts.

Le 12 février, la malade, ennuyée de l'hôpital, se décida à sortir, ayant éprouvé peu d'amélioration du côté des fonctions urinaires, mais ayant gagné sous le rapport de l'état général. La langue était moins rouge.

Il paraît qu'arrivée chez elle, elle se livra sans mesure à ses appétits déréglés; elle ne prit guère que des subs'ances féculentes, et pas une seule fois une nourriture animale, tant était grande sa répugnance pour cette sorte d'aliments. Sa boisson ordinaire fut de l'eau rougie.

A peine eut-elle quitté l'Hôtel-Dieu, qu'elle fut prise d'une diarrhée abondante. Après 4 ou 5 jours de durée, celle-ci disparut, mais tous les symptômes observés à l'hôpital et signalés plus haut, acquirent une intensité remarquable. L'insomnie devint continuelle. Les douleurs ressenties à l'épigastre et dans les membres devinrent atroces; les digestions longues et pénibles, et la faiblesse si considérable, qu'elle ne pouvait faire quelques pas.

Ne pouvant continuer de se soigner chez elle, elle rentra, le 16 mai 1838, à l'Hôtel-Dieu, où M. Obeix, élève interne, recueillit les renseignements qui précèdent sur la continuation de sa maladie.

Le 17 mai, nous pûmes constater les phénomènes suivants :

Amaigrissement considérable; faiblesse extrême ; pouls petit, mou, à 90 pulsations ; peau sèche, recouverte d'un épiderme dur et épais, soulevé en écailles. La peau de la face tachée de rouge dans quelques points et particulièrement sur les sourcils, était pâle, livide autour des yeux. Légère infiltration des membres inférieurs. Langue sale. Abdomen sensible à la pression. Appétit moyen ; moins de soif que lors de son précédent séjour à l'hôpital.

Un litre et demi de tisane de houblon avait été pris dans les dernières 24 heures. Les urines rendues dans cet espace de temps pouvaient équivaloir à quatre litres ; elles étaient citrines, inodores, pas tout-à fait limpides.

*Prescription.*

*Trois quarts, avec le moins de pain possible. Régime animal. Infusion de houblon, deux litres. Potion anodine.*

Du 17 au 24 mai, même prescription.

La malade éprouva du soulagement; elle dormait mieux, disait-elle, qu'avant son entrée, et n'éprouvait plus à son réveil des douleurs aussi vives dans les bras, les jambes et les régions lombaires.

A partir du 24 mai, de nouveaux symptômes vinrent témoigner de la profonde atteinte portée à tout l'organisme de cette femme. — Alors, elle commença à tousser; bientôt elle fut prise de mal à la gorge.

Le 28 mai. Le voile du palais et la partie supérieure du pharynx étaient tapissés par une pseudo-membrane blanche, épaisse, existant sans doute depuis quelques jours. Sentiment de boule dans la gorge; ardeur de cette partie dans la déglutition des liquides.

Le 31. Les fausses membranes étaient détachées : tout l'intérieur de la bouche et de la gorge bien nettoyé. La

malade, mise pendant quelques jours à l'usage des po-
tages, demandait avec instance des aliments plus solides.

Le 9 juin. Toux fréquente, surtout la nuit ; expecto-
ration abondante de crachats muqueux, épais. Décubitus
difficile sur le dos et sur le côté droit ; tout ce côté très-
sensible à la moindre pression, surtout en arrière. L'auscultation fit reconnaître une résonnance très-marquée de
la voix, de l'un et de l'autre côté, en arrière et en haut.
Urines peu abondantes ; infiltration assez marquée des
membres inférieurs, sécheresse râpeuse à la peau des
membres supérieurs, qui étaient très-amaigris. Faim et
soif. Pouls accéléré, dépressible. Insomnie.

*Quart. Gommeuse sucrée. Tasse de lait. Gargarisme
émollient.*

Depuis quelque temps, nous remarquions en outre une
lésion des dents qui faisait de rapides progrès. L'émail
disparaissait, et la partie osseuse se cariait.

Le 11 juin. Email des dents entièrement détruit ; carie
de ces organes, dont le bord libre est inégal, dentelé,
ébréché ; cependant, l'haleine n'avait aucune mauvaise
odeur.

*Demie le matin, quart le soir. Gommeuse sucrée. Emul-
sion gommée et nitrée, avec sirop des cinq racines,
1 once.*

Du 11 au 29 juin. Rien à noter qu'une diarrhée pas-
sagère, l'augmentation de la toux et des autres symptômes
pulmonaires, du dépérissement, de l'infiltration, qui se
montra à la face ; cette infiltration était plus marquée du
côté gauche, tant à la face que dans les membres. La
quantité des urines fut très-variable. Les douleurs des
membres inférieurs se localisèrent dans les genoux, qui
ne présentèrent cependant ni rougeur ni gonflement.

Du 29 juin au 7 juillet. Apparence d'amélioration. Un
peu de sommeil. Figure exprimant le contentement. Teint
meilleur. Urines peu abondantes. Cependant, la toux per-
sistait avec une grande fréquence, s'accompagnait parfois d'une forte oppression, toujours d'une abondante ex-
pectoration, et la résonnance de la voix s'était transformée

en une véritable pectoriloquie. Nous avons encore à noter une eschare à la tubérosité ischiatique du côté droit.

Du 7 au 24 juillet. Mentionnons la continuation des symptômes pulmonaires, auxquels il faut joindre une légère hémoptysie; le retour de la diarrhée et du mal de gorge; l'état de la langue, couverte de taches blanches et parsemée de petites dépressions, puis profondément fendillée; des pesanteurs d'estomac très-incommodes, avec un grand appétit, et surtout les progrès du marasme arrivant au dernier degré.

Le 25 juillet. Disparition complète de l'œdème des jambes et de la face. — De cette époque au 10 août, diarrhée, aggravation de tous les symptômes.

Le 10 août. Oppression très-grande et douleur vive au côté gauche de la poitrine. Toute la nuit suivante, râle trachéal; conservation de la connaissance jusqu'au moment de la mort, qui eut lieu le 11, à 5 heures du matin.

*Nécropsie faite 26 heures après la mort, par un temps chaud et sec. — Assistaient MM. Marion, Mahot et quelques élèves.*

ASPECT DU CADAVRE. — Maigreur extrême; pas la moindre infiltration des membres inférieurs.

CAVITÉ ENCÉPHALIQUE. — *Arachnoïde* saine, ne contenant pas de sérosité; injection de la *pie-mère*.

Rien d'anormal dans les substances cérébrales, tant *corticale* que *médullaire*. Dans chacun des *ventricules latéraux*, une demi-cuillerée de sérosité à-peu-près.

THORAX. — La cavité de la *plèvre droite* est entièrement détruite par un grand nombre d'adhérences anciennes, fibreuses, résistantes. *Poumon droit* très-volumineux; toute sa partie supérieure occupée par de vastes cavernes irrégulières. Une membrane de nouvelle formation tapisse chacune de ces cavernes ainsi que quelques faisceaux qui les traversent, et dont le centre est constitué par des vaisseaux.

Une de ces excavations répond tout-à-fait au sommet du poumon, et n'a pour paroi, en ce point, qu'une espèce de coque cartilagineuse d'une demi-ligne d'épaisseur.

Le tissu qui entoure les cavernes, de même que celui qui forme toute la partie moyenne de l'organe et sa partie antérieure et inférieure, est dense, ferme, rigide, imperméable à l'air, en beaucoup de points d'une couleur grisâtre, demi-transparent, parsemé de petites cavernes et de petites collections d'un pus dense, concret, qu'on doit attribuer à des ramollissements de tubercules.

On trouve aussi en quelques points des tubercules crus, mais ils sont rares.

La partie postérieure du lobe inférieur, la seule du poumon droit encore un peu perméable à l'air, est engouée et contient aussi des tubercules, les uns ramollis, les autres demi-transparents, moins nombreux.

*Poumon gauche* atrophié, de telle sorte qu'entre lui et la surface interne des côtes il reste un grand espace occupé par de la sérosité ; des adhérences molles, récentes, l'unissent à la plèvre pariétale, au péricarde et aux gros vaisseaux.

Dans la partie supérieure de cet organe est une caverne assez considérable, tapissée par une membrane bien organisée, limitée par un tissu dense dans lequel on trouve 4 ou 5 tubercules assez volumineux. Ces tubercules sont constitués par une espèce de kyste mince, renfermant une matière blanchâtre, grumeleuse, molle, ayant la consistance de beurre assez ferme. La partie inférieure de ce poumon gauche est saine et crépitante.

ORGANES CENTRAUX DE LA CIRCULATION.

Pas de sérosité dans le *péricarde*.

Le tissu cellulaire qui enveloppe le cœur est infiltré, œdémateux ; la graisse qu'il contient dans ses mailles est molle, tremblante, demi-transparente, comme gélatineuse.

*Cœur* peu volumineux, ce qui dépend surtout du peu

de développement du ventricule droit; celui-ci, en effet, fort rétréci, ne se prolonge pas jusqu'à la pointe du cœur; sa cavité est très-étroite.

Ses parois ont, du reste, leur épaisseur normale. Les valvules et orifices sont à l'état naturel.

Ventricule gauche : rien de pathologique.

### CAVITÉ ABDOMINALE.

*Foie* d'un volume ordinaire. Sa face convexe, unie au diaphragme par quelques adhérences anciennes ; son tissu un peu mou, très-coloré ; la substance rouge très-foncée, presque noire et prédominant beaucoup sur la substance jaune. Celle-ci, elle-même colorée en rose, forme seulement des cloisons minces circonscrivant les petits noyaux de l'autre substance.

Tous les vaisseaux du foie sont remplis de sang.

*Tube digestif.* Rien à noter dans l'estomac. Sa muqueuse n'est ni injectée, ni ramollie.

Celle du *duodénum* un peu rouge, injectée.

Vers le milieu de *l'intestin grêle*, on commence à apercevoir quelques ulcérations arrondies, rares, isolées, larges d'une à deux lignes.

Peu à peu ces ulcérations deviennent plus nombreuses à mesure qu'on s'approche de la valvule iléo-cæcale ; là elles se groupent et reposent sur des plaques rouges, injectées, ovalaires, ayant la forme et la position des plaques de Peyer, et dépendant du boursoufflement, de l'état fongueux des surfaces ulcérées. Celles-ci sont en général séparées les unes des autres, et seulement groupées sous forme de plaques comme il vient d'être dit. Chacune d'elles n'a que 2 ou 3 lignes de diamètre.

Dans quelques endroits seulement, elles sont réunies en une ulcération plus vaste, qui fait encore au-dessus des parties voisines une saillie plus considérable. Membrane muqueuse saine dans les intervalles.

*Gros intestin.* Sa membrane interne un peu injectée forme des replis très-considérables et extrêmement nombreux.

*Appareil urinaire.* Les deux reins ont un volume

normal. Ces organes étant divisés en deux moitiés par une incision pratiquée sur leur bord convexe, on trouve la substance corticale et la substance mamelonée injectées, parcourues par un grand nombre de petits vaisseaux rouges, pleins de sang, très faciles à distinguer.

Au milieu de ces substances se rencontrent quelques petits kystes gros comme la tête d'une épingle, contenant un liquide clair et transparent.

Le tissu cellulaire situé entre la substance du rein et le bassinet, infiltré d'une substance gélatineuse, demi-diaphane, ayant quelque analogie avec la graisse qui enveloppe le cœur, forme une couche d'une ligne à une ligne 1/2 d'épaisseur.

Le tissu du rein offre à la pression du doigt sa résistance normale.

Les deux uretères sont sains, non dilatés.

*Vessie* d'une capacité assez considérable ; urine trouble dans sa cavité. Muqueuse vésicale saine, sauf une légère injection, d'où résulte un aspect rosé.

*Réflexions.* Dans le débat qui existe encore aujourd'hui sur le mode d'enchaînement des phénomènes du diabète, il ne pouvait être inutile de faire connaître une observation même isolée, à la condition de la rapprocher de celles déjà connues, pour en tirer quelques conséquences. C'est ce que je vais faire actuellement.

Trois opinions principales ont été émises sur la nature de cette maladie. L'une d'elles attribue à l'altération des reins, comme fait primitif, tous les phénomènes subséquents du diabète. Une autre fait encore de l'irritation des reins, la cause prochaine ou l'essence de la maladie, mais subordonne cette irritation rénale à la gastro-entérite. Dans une troisième opinion, on rattache tous les faits à une altération du sang.

Exposons les faits anatomiques sur lesquels s'appuie la première opinion.

Morgagni, Monro, Hertzog, Cawley, Hecker, ont trouvé le tissu des reins ramolli dans le diabète. Lieutaud a signalé sa transformation en une substance grise, homogène ; Beer y a vu des hydatides; Baillou, des calculs; Ruysch, des plaques cartilagineuses, logées dans la substance corticale. Muller et Duncan ont rencontré le gonflement des nerfs, qui avaient un volume 3 ou 4 fois plus grand qu'à l'état normal; une dilatation considérable des bassinets a été notée une fois par Storch. (Voyez le compendium de Monneret et Fleury, 9.ᵉ livr.)

M. Renauldin a mentionné l'ossification des artères rénales (*Dic. des Sc. médic.*) Ruysch, la destruction complète d'un rein (Voir le *Traité des maladies des voies urinaires*, par Desault, p. 11.)

Reil, Rutherford, Duncan, Baillie ont indiqué un engorgement des vaisseaux sanguins des reins. Il y avait dans l'une et dans l'autre de ces glandes, ajoutait ce dernier, un liquide blanchâtre qui ressemblait à du pus, mais sans aucune trace d'ulcération. Ce cas pourrait être mis à côté de celui de M. Caventou, qui a trouvé des foyers purulents dans ces organes.

MM. Thénard et Dupuytren, M. Ducasse fils, ont trouvé les reins un peu rouges, injectés, et plus ou moins augmentés de volume. M. Jules Cloquet a vu trois fois leur masse augmentée avec diminution de leur consistance. Ces faits sont consignés dans le Dict. de médecine en 25 vol., art. diabète par M. Rochoux.

Dans les cas observés par Luroth (*Archives*, t. 18, p. 432), les organes sécréteurs de l'urine étaient seulement rouges, gorgés de sang et plus denses. Dans un fait cité par M. Ségalas, ils étaient d'un tiers plus gros qu'à l'ordinaire.

M. Bouillaud (*Dict. de méd. et de Chir. prat.*) disposé à regarder les reins comme le point de départ d'une maladie dont le principal symptôme est un désordre grave dans la fonction urinaire, a consulté les autopsies et a constaté, comme lésion la plus ordinaire, l'hypertrophie des reins ; mais il reconnaît que cette altération n'est pas constante, que, d'ailleurs, suffisante pour expliquer l'abondance des urines, elle ne rend pas bien compte de leur changement de composition. Aussi semble-t-il ne se rattacher qu'avec réserve, et comme provisoirement à l'opinion qui localise la maladie dans les reins.

M. Dezeimeris, dans trois nécropsies, a également trouvé le volume de ces organes de beaucoup accru ; tous leurs vaisseaux très-développés ; leur tissu gorgé de sang et d'un rouge très-foncé, se déchirant avec une grande facilité; ce qui, comme l'observe M. Bouillaud, dénoterait plutôt une inflammation qu'une simple super-nutrition.

Fr. Hoffmann a vu le rein droit avoir deux fois son volume habituel. Au contraire, J. Frank et Muller ont vu l'un des reins atrophié, l'autre étant hypertrophié, ou ayant conservé son volume normal. M. Ségalas a observé une atrophie des deux glandes (Voir le Compendium).

M. Monneret (*Revue médic.* 1839) dans un cas de diabète compliqué de phthisie pulmonaire et terminé par une pneumonie, a trouvé dans les reins l'état anatomique décrit sous le nom de néphrite albumineuse ; il n'y avait eu ni albuminurie ni hydropisie.

Le siége du diabète, dit Chopart, est dans les reins, qu'on trouve quelquefois d'un volume ordinaire, d'autres fois très-tuméfiés; mais toujours plus pâles, plus mous que dans l'état naturel.

M. Andral, qui comme Baillou, comme Chopart, comme M. Bouillaud, a placé la maladie qui nous occupe parmi les lésions de sécrétion de l'appareil urinaire, a trouvé chez un diabétique une hypérémie très-considérable des organes sécréteurs de l'urine. Dans un autre cas, l'hypérémie n'existait pas; mais il n'y avait point non plus cette anémie dont on a beaucoup parlé, et dont il ne connaît, quant à lui, aucun exemple. Du reste, M. Andral, bien qu'il regarde l'hypertrophie et la congestion des reins comme fort communes dans le diabète, semble néanmoins reconnaître que ces lésions ne sont pas constantes.

Et, en effet, d'autres auteurs ont constaté leur ab-

sence. M. Demours a publié un cas de cette espèce.
Dans un autre fait, cité par M. Gué (*Gaz. méd.* 1838,
p. 441) les deux reins étaient dans un état d'intégrité
parfaite, sous le rapport de leur volume, de leur consistance et de leur couleur. La membrane propre se
détachait assez facilement, et sans se déchirer, de la substance corticale. Les calices, le bassinet, avaient une
pâleur évidente. Les artères rénales, doublées de volume
constituaient toute l'altération de l'appareil urinaire. Des
travaux exécutés sur une assez grande échelle, par Reil,
Heicker, Klark, etc., tendent à prouver que les organes
urinaires dans la maladie dont il s'agit, sont aussi souvent sains que malades.

Tels sont les principaux faits relatifs à l'état des reins
chez les diabétiques. Dans le fait que j'ai rapporté, ces
deux organes avaient leur volume normal ; mais il y
avait une injection très-marquée des substances corticale
et mamelonnée. Au milieu de ces substances se rencon-
traient quelques petits kystes contenant de la sérosité ;
le tissu cellulaire était infiltré d'une substance gélati-
niforme.

Les conséquences qui me semblent devoir être tirées
du rapprochement que je viens de faire entre les divers
résultats d'autopsie, relativement à l'état de l'appareil
urinaire, sont les suivantes :

1.º Les reins sont le plus souvent affectés dans le
diabète ; mais ils ne le sont pas toujours ;

2.º Les lésions qu'ils présentent sont extrêmement
variées, presque jamais identiques dans les différents
cas ;

3.º Le tableau symptomatique étant néanmoins presque
identiquement le même dans la plupart des observations,
doit être lié à un état matériel à peu près invariable,
qu'il faut par conséquent chercher ailleurs que dans les
voies urinaires ;

4.º La fréquence des affections du rein dans le diabète s'explique bien par le surcroît d'activité qu'il est
obligé de déployer ; et la diversité de ces affections

s'accommode mieux d'une théorie qui les subordonne comme effets, que de celle qui leur donnerait le rôle de causes productrices.

Bien que les lésions du tube digestif soient moins constantes et plus variées encore peut-être que celles de l'appareil urinaire, on les a néanmoins invoquées comme fait primitif dans le diabète. Nous le rappellerons tout à l'heure ; auparavant, examinons les faits.

Berndt a vu des dilatations considérables de l'estomac et des gros intestins. La muqueuse gastro-intestinale est quelquefois injectée, enflammée, ramollie (*Bul. des sc. médic.*, t. V, p. 25.) M. Alph. Ménard, de Lunel (*Gaz. médic.* 1836, p. 615), a trouvé une gastro-entérite très-intense. L'estomac et tout le tube digestif sous-gastrique avaient leur muqueuse froncée et enduite d'une couche de mucosités. Sur divers points, se voyaient des plaques brunes, arrondies, provenant de la désorganisation du tissu muqueux ; vers le gros intestin, ces plaques étaient plus larges et plus abondantes. Çà et là, notamment dans le colon et le rectum, la muqueuse était érodée ou ramollie.

Marschall et Storch ont vu la muqueuse gastro-intestinale couverte d'un enduit noirâtre. Mead a trouvé le foie stéatomateux, et a voulu faire de cette lésion la condition matérielle du diabète, opinion contre laquelle s'élèvent des faits nombreux cités par Cullen et beaucoup d'autres auteurs.

Mascagni et Juncker ont vu les ganglions mésentériques indurés, hypertrophiés. Dans le cas dont j'ai donné l'observation, l'estomac était sain ; mais la muqueuse intestinale présentait une grave altération, consistant surtout en des engorgements sous forme de plaques, avec de nombreuses ulcérations ; lésion à rapprocher de celle observée par M. Ménard de Lunel.

Dans d'autres circonstances, on a trouvé cette membrane pâle et dépourvue de toute lésion (voyez le Compendium) ; preuve qu'il n'y a rien de bien constant à l'égard des altérations du tube digestif. Cependant, M.

Dezeimeris, les regardant au moins comme très-fré-
quentes, a appuyé sur cette trop grande généralisation
d'un fait réel, une théorie du diabète, dont nous allons
dire un mot, bien que, récemment, elle ait été aban-
donnée par son auteur. Suivant cette doctrine, la cause
prochaine ou l'essence de cette maladie consiste dans
l'irritation des reins; mais cette irritation est rarement
primitive ; elle n'est le plus souvent qu'une des suites de
la gastrite, surtout chronique. Dans le cours de cette
dernière maladie, il survient une soif excessive, le malade boit beaucoup et urine en proportion. Cet état se
prolonge ; l'activité des reins s'accroît tous les jours,
ils enlèvent à l'économie des fluides qu'il faut incessamment réparer, et contribuent ainsi à rendre la soif plus
intense ; le malade tourne ainsi constamment dans un
cercle dont il ne peut sortir. M. Giadorow (*Gazette médicale*), pense aussi que la cause du diabète réside
dans l'estomac. M. Bouillaud admet comme réelle l'existence fréquente de la gastrite dans cette maladie ; mais
il ne voit là qu'une simple coïncidence. Suivant MM.
Rochoux et Andral, on peut faire remonter l'origine
de certains diabètes à un état véritablement inflamma-
toire de la muqueuse gastro-intestinale. Nous admettrons
volontiers la théorie de M. Dezeimeris, ainsi limitée.
Nous comprenons facilement comment la lésion du tube digestif, que ce soit une simple inflammation de la muqueuse,
ou des ulcérations, ou une grave altératon dans le foie, ou
l'induration des ganglions mésentériques, peut entraîner
des dérangements profonds dans l'état du sang, et, par
suite, les troubles de nutrition qui caractérisent le diabète.

Ceci me conduit à parler d'une troisième théorie qui
me semble plus en rapport avec les faits ; c'est celle qui
attribue à un état particulier du sang, peut-être aussi du
chyle, les différents désordres du diabète. MM. Monneret
et Fleury admettent cette doctrine que Desault laissait
entrevoir, lorsqu'il disait que « dans certains cas, le
diabète existait sans affection des reins, et qu'alors sa
cause immédiate était un défaut d'assimilation, par con-

séquent ur, dérangement dans la composition des humeurs. » M. Rochoux qui, en 1828, partageait l'opinion de MM. Bouillaud et Andral, se montre aujourd'hui disposé à accueillir celle-ci. Car il appelle de ses vœux de nouvelles analyses du sang, et il ajoute: « Tant qu'on a cru que l'urée était le produit du travail des reins, il était naturel d'en attribuer l'absence dans les urines des diabétiques aux lésions de ces organes. Mais les expériences de Prévost et Dumas ont bien prouvé que l'urée existe dans le sang, et que les reins se bornent à lui donner passage. »

Cette troisième doctrine trouve à s'appuyer sur un nouveau groupe d'altérations organiques et de désordres fonctionnels, dont on ne peut guère se dispenser de trouver la cause dans une altération de la nutrition, quelque théorie qu'on admette d'ailleurs pour l'enchaînement des phénomènes du diabète.

Parmi ces lésions, nous placerons, en première ligne, la phthisie pulmonaire, dont la coëxistence avec le diabète a été signalée par Bardeley et Copland, qui la croient à peu près constante; que M. Bouillaud a omis de mentionner, et dont M. Rochoux a confirmé la fréquence. On trouve, dit-il, dans tous les faits précédemment cités, la mention faite de tubercules, ou de petits foyers de suppuration dans les poumons, ordinairement accompagnés de pneumonie ou de pleurésie chronique.

La fréquence de cette complication qui n'a point manqué dans le fait que je vous ai soumis, me fait supposer qu'il y a dans ce rapprochement plus que du hasard, et doit, il me semble, faire soupçonner quelque analogie dans les conditions générales qui président au développement des deux maladies. Je me propose de revenir sur cette sorte de confraternité à la fin de ce travail.

Pour le moment, je continue l'exposé de quelques autres phénomènes qui, chez les diabétiques, dénotent une atteinte profonde à l'organisme tout entier.

Telle est la perte rapide des dents par la carie, indiquée par beaucoup d'auteurs. On en trouve un cas remarquable dans l'observation de M. Alph. Ménard. Celle qui m'a fourni l'occasion de cette communication, présente un autre exemple frappant de cette destruction précipitée et presque totale des dents. Soit qu'on admette que la salive, modifiée dans sa composition chimique et devenue acide, ait agi sur l'émail, et l'ait détruit par son contact prolongé; soit que les conditions de nutrition des dents aient changé; toujours est-il que ce phénomène prouve une grave altération dans la nutrition générale.

Il me semble en être encore ainsi de cette exsudation couenneuse de la bouche et de la gorge, qu'on peut retrouver parfois dans la plupart des maladies miasmatiques : dans la fièvre typhoïde, dans la diphtérite, dans la dysenterie épidémique, de même que dans l'infection purulente des amputés et des nouvelles accouchées; qu'on retrouve aussi comme symptôme principal, quelquefois unique chez des soldats logés dans une caserne trop étroite; dans les prisons, dans les bagnes.

Mentionnons encore comme effet curieux d'un trouble profond dans la nutrition, une sorte de cataracte observée une fois sur les deux yeux d'une diabétique encore jeune, par M. Thévenot de Saint-Blaise, et une autre fois chez une femme de 36 ans à qui un chirurgien fit vainement l'opération de la cataracte ( *Gazette médicale* 1836, p. 615 )

Ces faits peuvent être rapprochés des ramollissements de la cornée et autres lésions des yeux, notées chez les animaux soumis par M. Magendie à un régime insuffisant, et d'autres phénomènes analogues observés dans une population à la suite d'une disette.

Peut-être pourrait-on mettre aussi sous la dépendance de l'état général de l'économie dans le diabète, un ramollissement de la pulpe cérébrale observé par M. Ménard. chez son diabétique. Du moins, l'état exsangue de la masse encéphalique, dans ce cas, ne permet-il guère d'attribuer ce ramollissement à l'inflammation; et, quant au ramollissement idiopathique, décrit par M. Rostan, il est au moins rare à 36 ans, âge de la malade dont il s'agit.

Quelque opinion du reste, qu'on se forme de ce ramollissement cérébral, il reste assez de faits dans le diabète, qui prouvent l'existence d'une altération générale; et on a dû chercher à s'en rendre compte, en interrogeant les fonctions les plus générales. A ce titre, l'hématose demandait à être particulièrement examinée. L'importante modification, survenue dans une des principales sécrétions du corps, devait encore conduire à cette recherche. Les soupçons de Willis, confirmés par Cawley et Frank sur l'existence du sucre dans les urines avaient été changés en certitude par des découvertes récentes. On avait, en effet, constaté que les urines des diabétiques contenaient une grande quantité de sucre de raisin ; on avait vu, de plus, que si elles contenaient parfois un peu d'urée (Barruel aîné), du moins elles en contenaient fort peu et point d'acide urique ; que les phosphates et les sulfates, n'y existaient que comme vestiges.

Tels étaient les principaux résultats d'analyses faites en 1803, par Nicolas et Gueudeville ; en 1806, par MM. Thénard et Dupuytren, répétées par M. Chevalier, qui seul compara le sucre des urines au sucre de canne; puis, plus récemment, par MM. Barruel, Hétru, pharmacien à Nantes, et autres chimistes. Nous indiquons seulement ces analyses, trop connues pour qu'il soit à propos de les détailler ici.

Fort de ces découvertes, on dût se demander si le sang avait éprouvé des changements correspondants. M. Wollaston, dans des prévisions théoriques, avait pensé que le sang des diabétiques devait contenir du sucre, aussi bien que l'urine. Ses expériences ne vérifièrent qu'incomplétement ses prévisions ; il ne trouva dans le premier de ces fluides, qu'un trentième du sucre qu'il avait reconnu dans l'autre, à quantité égale de liquide. Vauquelin, MM. Ségalas, de Marcet et Henry n'en trouvèrent pas de traces, et l'opinion générale, après ces études, fut que le sang ne contenait pas de sucre dans le diabète ; néanmoins, plusieurs auteurs persistèrent à croire à une altération profonde du sang et des humeurs

(Magendie); Nicolas et Gueudeville avaient trouvé que le sang contenait beaucoup plus de sérum qu'en santé, et beaucoup moins de fibrine, ainsi que d'albumine; qu'en somme, il était moins animalisé. MM. Henry et Soubeiran confirmèrent ce résultat, en établissant que la fibrine et l'albumine étaient d'un quart moins abondantes que dans l'état de santé. Cependant, d'autres recherches tendent à faire renaître l'opinion de l'existence du sucre dans le sang. Ainsi le docteur Rollo avait annoncé dans son traité du diabète, que le sang des diabétiques renfermait une certaine quantité de sucre; cette assertion est confirmée par Maitland, Mac-Grégor, Guibourg. F. Ambrosioni, pharmacien en chef de l'hospice de Pavie (*Gazette Médicale*, 1835), a trouvé dans le sang de deux individus affectés de diabète, du sucre, susceptible d'éprouver la fermentation alcoolique; sur une autre personne, atteinte de la même maladie, il n'en a pas trouvé de traces. Ces faits, en apparence contradictoires, mais appartenant au même auteur, ont une certaine importance; ils rendent compte des diversités de résultats obtenus par les différents chimistes, et ils donnent de la vraisemblance au soupçon de M. Raspail, que le sang des diabétiques, bien qu'il ne contienne pas de sucre, dans certains cas au moins, peut en contenir les éléments séparés, ceux-ci ne devant être réunis que par l'action ultérieure des reins.

Vauquelin admettait aussi implicitement cette imprégnation du sang, au moins par les éléments du sucre, quand il disait que le principe sucré des aliments et des boissons, n'étant pas décomposé dans le diabète, se faisait jour par les urines.

M. Bouchardat, dans un mémoire publié par la *Revue Médicale* (année 1839, t. 2, p. 320), mentionne ces dissidences, mais il les explique par les conditions différentes dans lesquelles les expérimentateurs se sont placés. Il fait observer que, dans les hôpitaux, par suite du changement dans le régime, l'appétit et la soif diminuant, et par suite la quantité de sucre dans les urines, dans cette condition , le sang doit perdre aussi une partie du sucre qu'il contenait ; il est donc peu convenable pour l'analyse. Mais ce qui paraît surtout à M. Bouchardat, influer sur le résultat, c'est le temps , plus ou moins long, qui s'est écoulé entre le dernier repas et la saignée. Une ou deux heures après le repas, les urines contiennent beaucoup de sucre ; au bout de 15 heures , elles n'en contiennent presque plus, et il en est de même du sang , d'après les expériences du chimiste dont nous parlons. Et si, en général, on ne trouve pas de sucre dans le sang des diabétiques, c'est que les saignées sont faites ordinairement le matin, c'est-à-dire quinze heures environ après le dernier repas.

» Pour moi, ajoute M. Bouchardat, c'est une question décidée ; le rein n'est qu'un organe d'élimination ; son rôle, dans le diabétisme, se borne à éliminer le sucre du sang, comme dans l'état de santé il élimine l'urée. »

Quoi qu'il en soit, une altération quelconque du sang ne peut guère être mise en doute. Nous avons vu qu'il y avait de ce fait des preuves matérielles et physiologiques. Mais nous avons encore, dans l'étude des causes du diabète, un nouveau moyen d'apprécier sa nature. Parmi les conditions qui favorisent le développement de cette maladie, l'habitation des pays froids et humides a été signalée par beaucoup d'auteurs, comme une des plus influentes. Telle est l'opinion de M. Bouillaud. M. Dezeimeris l'admet théoriquement, sans en avoir vérifié la réalité. M. Rochoux et les auteurs du Compendium croient à cette cause, mais ils pensent qu'on a pu en exagérer les effets, et ils invoquent, à cet égard, le témoignage de J. Frank, qui a avancé que le diabète était plus fréquent en Italie qu'en Allemagne , et plus en Allemagne que dans les pays du nord de l'Europe.

Un autre ordre de causes, dont l'action est plus puissante et presque universellement admise, résulte du mode d'alimentation. M. Dezeimeris, conséquent avec sa théorie, regarda l'usage des boissons spiritueuses, comme la principale cause du diabète. M. Bouillaud partage cette opinion, qui fut aussi celle d'Autheurieth. M. Rochoux, parmi ces boissons, cite spécialement la bière, le cidre, d'après Nicolas et Gueudeville, et y joint les diverses boissons diurétiques. Il accorde surtout une grande part d'influence à une alimentation insuffisante, d'accord avec Christie, qui attribue à la mauvaise nourriture des habitants de Ceylan, la fréquence du diabète, plus grande dans cette île que dans aucune autre contrée de l'Inde. Une alimentation presque exclusivement végétale, le pain de seigle, l'usage immodéré du sucre, ont été surtout accusés par Christie et Haase.

Les beaux travaux de M. Bouchardat, sur les effets de l'alimentation avec la fécule, le sucre et l'eau, fournissent la confirmation de ces vues, nées de l'observation clinique. Parmi plusieurs propositions importantes, contenues dans le mémoire lu par ce savant chimiste, à l'Académie des Sciences, le 12 mars 1838, on trouve celles-ci :

« 1.° La quantité de sucre, dans les urines des diabétiques, est en raison directe du pain, ou des substances sucrées ou féculentes dont le malade se nourrit ;

2.° La soif est en raison de la quantité de pain, de sucre et de fécule ingérée. Pour une livre de fécule, les malades boivent à peu près dix livres d'eau. C'est aussi environ la quantité d'eau nécessaire pour que la transformation de la fécule en sucre, sous l'influence de la diastase, soit complète. Cette seconde proposition est bien en rapport avec une observation de M. Dupuytren qui avait constaté, chez un diabétique, l'augmentation des urines toutes les fois qu'il mangeait beaucoup de pain ou d'une substance farineuse quelconque.

3.° Chez les sujets affectés de diabète, il s'opère une transformation comparable à celle de nos laboratoires, quand on met la fécule en contact avec la diastase, dans des circonstances convenables.

4.° La diastase n'est pas la seule matière qui transforme la fécule en sucre. La levure, la pressure, le gluten, l'albumine et la fibrine altérées ont les mêmes

effets ; et ces substances peuvent accompagner la fécule dans l'estomac.

Ces faits importants tendaient bien à prouver que le
sucre n'est pas formé de toutes pièces dans les reins,
qu'au contraire l'altération des urines en suppose une
correspondante dans le sang ; les expériences directes
de M. Bouchardat complètent, du reste, la conviction à
cet égard.

Un jour viendra peut-être, disait M. Bouillaud en
1831, au milieu de ses hésitations sur la nature de la
maladie qui nous occupe, où, comme M. Magendie l'a
fait pour la gravelle, quelque habile observateur préci-
sera le genre d'alimentation qui favorise le développement du diabète.

Le travail de M. Bouchardat, en éclairant la nature
du diabète, en établissant son traitement sur des bases
qui, il faut le dire pour être juste, avaient été posées
instinctivement par quelques bons observateurs déjà loin
de nous, est, ce me semble, propre à réaliser pleine-
ment les espérances de M. Bouillaud.

Disons actuellement un mot des divers modes de
traitement, comme moyen d'appréciation des doctrines
qui les ont suggérés.

Celse recommandait des aliments astringents, des vins
austères et une grande réserve dans la quantité des boissons. Arétée prescrivait la diète lactée, féculente, les
vins astringents ; des purgatifs, des cataplasmes toniques sur l'épigastre. Alexandre de Tralles le premier,
puis Aëtius, préconisèrent une alimentation forte et nutritive. Houllier et Duret, seuls parmi les anciens, re-
commandèrent contre le diabète un traitement antiphlo-
gistique actif composé des saignées et des rafraîchissants
de toutes sortes. Rollo, pour prévenir la formation de
la matière sucrée, insista très-vivement sur le régime
animal. Sydenham. Nicolas et Guendeville, MM. Dupuytren et Thénard, Renauldin, adoptèrent la même opinion
et la soutinrent chacun avec les théories de son temps.

M. Dezeimeris prescrivit au début de combattre la gastrite. M. Rochoux donne le sage précepte de ménager surtout l'estomac, et, à cet effet, de donner des viandes comme aliment principal, mais non exclusif. Enfin, M. Bouchardat supprime presque complétement les boissons ainsi que les aliments sucrés et féculents, malgré l'appétence des malades pour ce genre de nourriture. Après 12 heures de cette suppression, suivant lui (sans doute qu'il veut parler de cas récents), les urines reviennent peu-à-peu à l'état normal; l'appétit se restreint dans ses limites ordinaires, et le malade se rétablit. En preuve de la convenance du régime animal et de la nocuité du régime végétal exclusif, je pourrais noter l'amélioration momentanée dans l'état de notre malade après son premier séjour à l'Hôtel-Dieu, et le retour des accidents, avec aggravation, quand, de retour chez elle, elle se livra à ses appétits déréglés.

*Rapprochement entre le diabète et la phthisie.* — Il arrive souvent que deux ordres de faits encore peu connus gagnent à être étudiés ensemble, parce que la lumière jetée sur l'un n'est pas perdue pour l'autre. Il suffit pour cela qu'il existe entre eux quelques analogies valables. Or, il me semble devoir en être ainsi aujourd'hui du diabète, à qui on n'aura pas en vain donné le nom de phthisurie sucrée (Bardsley et Copland), et de la phthisie pulmonaire, telle que nous la connaissons après les nouvelles et importantes études de M. Roche, sur ses causes et sa nature. (Voir le *Dictionnaire de Médecine et de Chirurgie pratiques*, article phthisie).

Il n'est pas difficile, en effet, de saisir des analogies entre ces deux maladies, sous le rapport des causes, des lésions anatomiques et des symptômes.

Parmi les causes de la phthisie, M. Roche insiste particulièrement, et avec raison suivant nous, sur une alimentation insuffisante, celle surtout qui serait composée exclusivement de laitages, de farineux, de végétaux aqueux, contenant peu de substance nutritive, de mauvais pain, de fruits de qualité inférieure, et pour boisson, d'une eau sélénitense. Et, pour appuyer solidement cette doctrine, déjà entrevue dès long-temps par Beddoës, M. Roche cite de nombreux faits tirés de l'hygiène des peuples. Il invoque aussi de curieux résultats de pathologie comparée, parmi lesquels nous mentionnerons la prédilection de la phthisie tuberculeuse pour les animaux à régime végétal.

En résumé, toutes les conditions que cet auteur regarde comme des prédispositions à la phthisie, y compris l'hérédité, la respiration d'un air vicié, indiquée par Baudelocque, la détérioration physique qui résulte de l'allaitement chez quelques nourrices; toutes ces conditions sont de nature à modifier profondément la constitution du sang, et à la modifier dans le même sens que les causes les moins contestées du diabète.

La nature de cette altération du sang ressort (je cite à peu près textuellement M. Roche) de la nature même des influences qui la produisent, qui sont toutes propres à augmenter sa partie séreuse, à diminuer la quantité de ses globules rouges et ses propriétés excitantes, de l'organisation qui dispose à la phthisie et qui offre les mêmes altérations du fluide sanguin; de l'état séreux et blafard des règles, chez les femmes qui deviennent phthisiques, et des épistaxis dans l'un et l'autre sexes; de l'analyse, enfin, des tubercules, analyse qui nous les montre formés par des substances que l'on retrouve toutes dans le sérum : chlorure de sodium, phosphate et carbonate de chaux, oxide de fer; plus, une matière animale constituée en majeure partie, sans aucun doute, par de l'albumine. (Voyez les belles recherches de M. Lecanu sur le sang.)

Tels sont, suivant l'auteur de la théorie que je viens de résumer, les phénomènes qui précèdent l'irruption des tubercules : altération préalable du sang, soit par hérédité, soit par une des causes énumérées ci-dessus; tendance au dépôt ou à la sécrétion du produit de cette altération dans le parenchyme des organes; tendance qui devient un fait sous l'influence d'une irritation organique, forte ou très-légère, suivant le degré de la prédisposition. Quant à leur localisation dans telle ou telle partie du corps, M. Roche a recours à l'irritation, unissant ainsi les deux doctrines admises : celle de Bayle et de Th. Laënnec, qui subordonne la phthisie aux causes générales, et celle de Broussais, qui ne reconnaît qu'un point de départ local.

Cette théorie me semble d'une haute importance, et propre, si elle soutient l'épreuve des faits, à modifier avantageusement la thérapeutique et surtout la prophylactique de la phthisie. Peut-être permet-elle d'espérer, sinon de guérir cette affreuse maladie, quand elle est confirmée, du moins de la prévenir, quand de fâcheux antécédents de parenté en font craindre le développement.

En attendant que des faits nombreux parlent pour ou contre cette doctrine, en voici un qui nous semble bon à faire connaître, et qui peut avoir un certain poids dans la balance.

*Phthisie pulmonaire; toniques; sulfate de quinine ; mieux très-notable.*

Malartique, militaire au 20.ᵉ de ligne, âgé de 27 ans, remplaçant depuis dix-huit mois, avait joui généralement d'une assez bonne santé, jusqu'à son entrée au régiment. Cependant, il avait eu quelques rhumes et deux ou trois hémoptysies, dans lesquelles à chaque fois 3 ou 4 onces de sang pur avaient été expectorées.

Santé passable pendant la première année de son service ; mais, au milieu de l'été 1839, ayant été plusieurs fois mouillé dans les exercices, et étant resté ensuite exposé à un air un peu froid, il fut pris de toux, de fièvre continue avec redoublements.

Tous ces symptômes continuèrent sans interruption jusqu'au commencement de décembre 1839, époque de l'entrée de ce malade à l'Hôtel-Dieu de Nantes, salle 15, service de M. Marcé. Alors, il était fort oppressé, toussait beaucoup et expectorait des crachats striés, quelquefois mêlés de sang. L'auscultation faisait entendre une respiration bronchique, sous l'une et l'autre clavicule ; une pectoriloquie bien marquée à droite, et à gauche

une forte bronchophonie. L'amaigrissement était extrême ;
une fièvre ardente et incessamment augmentée, semblait
consumer le malade et donnait l'idée de ces phthisies à
marche aiguë qui tuent en quelques mois. Des redoublements avaient lieu chaque soir, et se terminaient la
nuit par des sueurs.

Ce malade, après un traitement antiplogistique peu
fructueux, et bientôt interrompu, fut mis à l'usage jour-
nalier d'une poudre composée de : sulfate de quinine,
quatre grains ; ipécacuanha, un grain, et reçut une
bonne alimentation.

Sous l'influence de ce traitement, tous les symptômes
cédèrent d'une manière très-remarquable, et un mois
après, le 16 janvier 1840, le malade ne toussait plus,
ne crachait plus, n'avait ni fièvre, ni sueurs, et ses
forces augmentaient chaque jour ; les phénomènes sté-
thoscopiques, seuls, n'avaient pas varié.

Cette observation, dont les détails sont connus de plusieurs de mes confrères, me semble importante, bien
que je ne veuille point en trop généraliser les conséquences. Il est possible qu'elle ait trait à un fait excep-
tionnel ; il est surtout, et malheureusement trop à craindre, que la guérison de ce malade ne soit point radicale ;
mais quoi qu'il puisse arriver, je veux faire remarquer
l'action puissante exercée chez lui par une alimentation
forte, et une médication tonique, afin que, dans des cas
moins avancés, et surtout dans ceux où il existe seulement une prédisposition, on puisse espérer, par une
large réparation du sang, de s'opposer à la naissance
des produits tuberculeux. Nous pourrions citer quelques
autres faits analogues, incomplets, il est vrai, mais également propres à soutenir l'opinion de M. Roche.

Si l'on se rappelle maintenant les principaux traits de
la description du diabète, on lui trouvera, sous beaucoup
de rapports, de l'analogie avec la phthisie, ainsi consi-
dérée.

1.° *Analogie de causes.* — Dans l'une et l'autre maladie
on trouve toutes les influences intérieures et extérieures

qui tendent à appauvrir le sang : alimentation insuffisante ; régime végétal exclusif ; habitation des contrées humides et brumeuses, pauvreté, excès. La fièvre maligne de longue durée et qui dégénère en fièvre lente, la faiblesse qui succède aux fièvres intermittentes, sont, suivant Chopart, des causes de diabète. On sait que c'est souvent aussi le propre des affections chroniques, s'accompagnant d'un grand épuisement, de hâter l'infiltration tuberculeuse ; nouveau point d'analogie entre ces deux affections.

L'hérédité elle-même, si puissante à développer la phthisie, ne serait pas étrangère, si l'on en croit quelques auteurs, à la production du diabète. Blumenbach a beaucoup insisté sur ce mode de transmission ; Isenflamm a vu, dans une même famille, sept enfants en être successivement atteints ; Thomas, Rollo, P. Frank, Morton, Prout, Clarke, ont rapporté des exemples analogues. Mais les observations de ce genre, comme le font remarquer MM. Monneret et Fleury, à qui j'emprunte cette énumération, sont encore trop peu nombreuses pour qu'il soit possible d'en tirer une conclusion ; d'ailleurs, il peut y avoir dans ces cas action simultanée de conditions extérieures analogues, sans qu'on soit obligé d'invoquer l'hérédité.

2.° *Analogie dans la composition du sang* qui, dans l'une et dans l'autre maladie, contient beaucoup de sérum, peu de fibrine, et peu de globules sanguins.

3.° *Analogie dans les lésions fonctionnelles et organiques.* — Dans les deux cas, il y a une sorte de fonte des organes, suivant l'ancienne expression : des évacuations excessives par les sueurs, dans un cas, par les urines dans l'autre, amènent les malades au même degré de marasme ; et, par suite, sans doute, de la mauvaise composition du sang, les poumons des diabétiques, comme ceux des phthisiques, sont inondés de tubercules, ayant, selon toute apparence, la même composition.

Nous résumant sur la nature du diabète, nous voyons, dans les symptômes de cette maladie, les effets d'une

altération du sang ; celle-ci peut être classée comme
division dans le groupe des modifications par appau-
vrissement, auprès de la phthisie pulmonaire, auprès
de la chlorose, peut-être, qui, aussi elle, se com-
plique souvent de tubercules dans les organes de la
respiration ; groupe en opposition avec un autre, dans
lequel le sang est riche, trop animalisé (goutte, rhuma-
tismes, gravelle), maladies que M. Roche semble regarder comme incompatibles avec la phthisie tuberculeuse.
Tous ces faits ont besoin d'être étudiés ; long-temps né-
gligés, par l'effet d'une sorte d'abstraction nécessaire
dans l'étude, remis au jour par suite des travaux récents
sur l'infection purulente du sang, à la suite de l'accou-
chement et des lésions chirurgicales, ils doivent former
l'une des bases d'une théorie nouvelle. Cette théorie ne sera
plus exclusivement ni solidiste, ni humoriste ; mais elle
tiendra compte de l'un et l'autre élément, qui n'en font
qu'un, à vrai dire, puisque les liquides, par l'acte de la
nutrition, deviennent des solides, et que ceux-ci, par
réciprocité, se transforment en humeurs, dans l'acte de
la sécrétion.

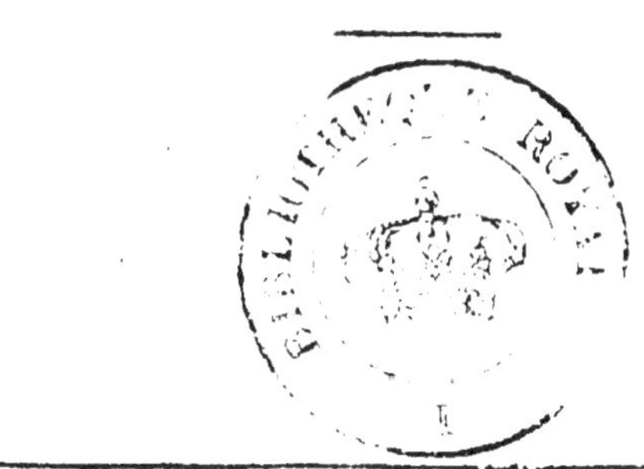

NANTES, IMPRIMERIE DE CAMILLE MELLINET. — 31,585.

www.ingramcontent.com/pod-product-compliance
Lightning Source LLC
LaVergne TN
LVHW012149170726
843503LV00009B/4069